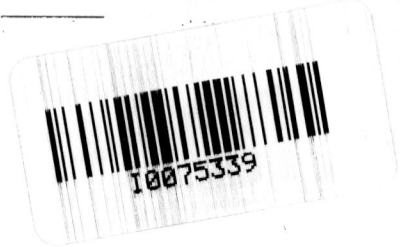

azade.

Te $\frac{48}{28}$

OBSERVATIONS

SUR L'EMPLOI

DES FRICTIONS MERCURIELLES

DANS LE TRAITEMENT

DE LA FIÈVRE TYPHOÏDE

ET

DE L'ÉRYSIPÈLE PHLEGMONEUX,

PAR

J. MAZADE, D. M. P.

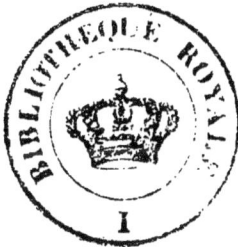

MONTPELLIER,

IMPRIMERIE DE Mme Ve AVIGNON, RUE ARC-D'ARÈNES.

1837.

OBSERVATIONS

DE

FIÈVRE TYPHOÏDE.

———————

Sɪ la nécessité de l'expérimentation est démontrée en thérapeutique, c'est surtout dans les maladies dont la gravité et la terminaison si souvent funeste attestent l'impuissance des méthodes de traitement généralement usitées. La fièvre typhoïde appartient bien évidemment à cette série de maladies; elle est aussi une de celles dont le traitement a été l'objet des essais les plus multipliés.

Les préparations mercurielles sont un des moyens dont on invoque le plus souvent la puissance, dans les expériences thérapeutiques de notre époque; déjà leur emploi, dans plusieurs phlegmasies, a produit des résultats bien remarquables. La Faculté de Paris, appréciant l'importance de ces tentatives heureuses, vient de leur donner une nouvelle impulsion, en les proposant pour sujet du prix *Corvisart*.

Depuis assez long-temps, les médecins Anglais font un usage fréquent et un grand cas du calomel dans les fièvres graves; c'est à *Percival*, l'un d'eux, que sont dus les premiers essais sur l'emploi des frictions mercurielles, dans le traitement des maladies de l'encéphale, et principalement dans celui de l'hydrocéphale aiguë; il administrait concurremment le protochlorure de mercure à l'intérieur. Les avantages qu'il obtint, ont été confirmés par les travaux de MM. Coindet et Odier de Génève, et par ceux de MM. Delpech, Forget, Liégard et Barre, en France.

L'analogie qu'on observe fréquemment entre les symptômes des fièvres cérébrales, et ceux de la fièvre typhoïde, m'a paru être une raison suffisante pour m'engager à tenter, dans cette dernière affection, une médication qui avait réussi dans la première.

Ce sont là, les considérations qui m'ont dirigé dans l'application heureuse que j'ai faite des frictions mercurielles à haute dose, au traitement de quelques cas de fièvre typhoïde grave. Il y a deux ans que je consignai, dans le Bulletin général de Thérapeutique (tome 7, page 273, et tome 8, page 219), trois observations qui constataient la puissance de ce nouveau mode de traitement. Je reproduis ici ces trois observations avec de nouveaux faits qui fournissent la même preuve. Il m'a semblé que ces documents étaient déjà assez nombreux, et qu'ils offraient quelqu'intérêt, pour mériter d'être connus.

Une jeune fille de 19 ans, d'un tempérament lymphatique, éprouvait, depuis huit jours, de la céphalalgie, des lassitudes dans les membres, de la soif, de l'inappétence, de la diarrhée et de temps en temps un léger mouvement fébrile; elle continuait cependant à se livrer à ses occupations habituelles, lorsque, à la suite d'une cause morale, ces symptômes s'aggravant, elle fut obligée de s'aliter, le 24 août 1834, et elle me fit appeler. Je la trouvai dans l'état suivant : face colorée, physionomie triste, abattue; pouls plein, fréquent; langue sèche, rouge aux bords et à la pointe; soif vive; anorexie, sensibilité à l'épigastre et à la région iliaque droite; ventre légèrement développé; diarrhée, alternatives de chaleur et de frissons. (Sangsues à l'épigastre, diète, boissons tempérantes, cataplasmes et lavements émollients). Cet état persiste et va en augmentant; quelquefois il survient des épistaxis peu abondantes.

La nuit du 27 août est caractérisée par un violent paroxisme, par le délire; la malade s'agite, se découvre, sort de son lit, se revêt successivement de plusieurs robes, et se livre à d'autres actes aussi déraisonnables. Le matin, à cet état d'agitation succèdent la prostration des forces, le décubitus dorsal, une expression stupide de la face; le pouls est petit, fréquent; la langue aride a bruni; les dents et les gencives commencent à s'encroûter d'un enduit fuligineux; la soif est vive; délire tranquille de temps en temps; réponses lentes; dureté d'ouie; le ventre est un peu météorisé, mais indolent; émission involontaire de l'urine et de selles liquides; dans l'après-midi, refroidissement des extrémités, syncopes fréquentes. (Sinapismes aux cuisses dont l'action est vivement sentie; vésicatoires aux jambes).

28. — Nuit agitée avec délire continuel et efforts réitérés, mais impuissants, pour quitter le lit. On remarque, le matin, une augmentation bien notable de l'altération de la face, de la prostration, du météorisme, de la petitesse et de la fréquence du pouls, de la stupeur, du délire et de l'encroûtement fuligineux de la bouche; décubitus sur le dos; selles involontaires; urines rares; les plaies des vésicatoires sont recouvertes d'une couche grisâtre.

29. — Pendant la nuit le délire ne cesse pas; les symptômes des jours précédents ont acquis un accroissement des plus considérables, les traits de la face sont profondément altérés; alternatives de stupeur et de délire; des mouvements convulsifs agitent les mains, les bras, les lèvres; carphologie; sueur visqueuse, froide; indifférence complète; langue d'un noir brillant, sèche, comme racornie et tremblante; dysphagie; respiration gênée; météorisme très pro-

noncé ; la région sus-pubienne est saillante et offre une tumeur arrondie ; rétention d'urine ; selles involontaires, fréquentes ; pouls petit, serré, très rapide, donnant cent vingt pulsations par minute ; raideur des membres inférieurs et du tronc. (Sinapismes qui restent sans action ; cathétérisme matin et soir). Je prescris l'onguent mercuriel en frictions sur l'abdomen, qu'on répète toutes les trois heures, à la dose de deux gros pour chaque fois.

30. — La nuit a été moins agitée ; le délire ne se déclare qu'à des intervalles assez éloignés ; une amélioration sensible est survenue ; la face exprime moins d'indifférence et de stupeur ; quelques réponses justes sont obtenues ; le pouls est moins fréquent, cent pulsations par minute ; cessation du tremblement des mains, des bras, des lèvres ; la langue commence à s'humecter ; elle est d'une coloration moins brune, déglutition plus précise ; de loin en loin, un peu de délire tranquille ; décubitus dorsal ; rarement soubresauts peu marqués des tendons ; ventre bien moins volumineux ; diarrhée, issue d'une petite quantité d'urine ; la région sus-pubienne étant encore un peu saillante, le cathétérisme est pratiqué une fois, mais c'est pour la dernière fois. A la visite du soir, je constate un amendement encore plus manifeste. (Mêmes prescriptions).

31. — Nuit calme, point de délire. La figure s'est épanouie ; le regard est naturel ; les réponses sont nettes, justes ; la surdité a diminué ; la malade de-

mande le vase pour recevoir ses excrétions ; le ventre a recouvré son volume ordinaire , le pouls est presque normal , seulement il offre un peu de fréquence. La langue est humide , nullement fuligineuse; la soif est moins instante ; la déglutition facile ; disparition complète de la stupeur et du délire. Sommeil assez paisible pendant quelques heures , selles volontaires , mais liquides. La malade peut se placer sur le côté ; elle n'est inquiétée que par les ulcérations du sacrum , ce qui me paraît exciter la légère fréquence du pouls. Je supprime les frictions mercurielles , dans la crainte qu'elles ne provoquent une salivation qu'aucun signe n'annonce. — (Boissons émollientes).

1er Septembre. — Nuit paisible, sommeil. On aurait cru que la malade était convalescente depuis plusieurs jours , tellement son état était satisfaisant. On n'observait plus aucun symptôme grave ; des aliments sont demandés ; heureusement je les refuse.

2. — Sans cause appréciable , cet état favorable est remplacé pendant la nuit, par une agitation intense par le délire. Le matin , tous les symptômes fâcheux du 29 août se reproduisent ; seulement il n'y a pas rétention d'urine , mais les yeux sont plus ternes , pulvérulents , à demi-voilés par les paupières , et n'offrant que le blanc. Les mâchoires sont serrées ; la prostration est plus grande ; la stupeur plus profonde alterne avec un délire loquace ; mots inarticulés ; face tantôt d'un rouge foncé , tantôt d'une

pâleur extrême ; pouls extrêmement fréquent , petit filiforme , dépressible , immobilité , quelques convulsions partielles ; sueur fétide, gluante et partielle ; météorisme. (Les sinapismes qu'on applique plusieurs fois , ne peuvent exciter la sensibilité de la peau). Je prescris de nouveau , dès le matin , les frictions mercurielles qu'on pratique , aux mêmes doses et aux mêmes époques que la première fois).

3. — Agitation et délire moindres que la nuit précédente , les symptômes de la veille ont perdu de leur intensité , mais ils persistent jusqu'au soir vers dix heures ; alors ils disparaissent rapidement. (Même prescription).

4. — Absence de tout symptôme grave. Physionomie normale exprimant l'espérance et la joie ; ce qui contraste avec l'amaigrissement considérable de la face et la saillie des traits. Le pouls s'est développé, sa fréquence n'est pas trop sensiblement accrue. Bouche humide , ventre souple , plutôt concave que convexe ; urines et selles volontaires ; cessation du décubitus dorsal ; retour entier de l'intelligence; plaies du sacrum rouges ; les douleurs qui les accompagnent sont la seule cause qui incommode la malade , elle demande avec instance des aliments; deux crèmes de riz sont accordées.

La crainte de voir apparaître une nouvelle récrudescence de la maladie m'engage à ne pas discontinuer les frictions mercurielles ; seulement je les réduis

*

à deux par jour , et une par nuit , à la dose de deux gros pour chaque.

Depuis le 4 Septembre, la convalescence a marché d'une manière rapide et non interrompue ; aucun signe de salivation ne s'est manifesté. Cependant , la quantité d'onguent mercuriel double employée a été huit onces et demie. Faut-il attribuer l'absence du ptyalisme à la diarrhée fréquente qui a été un des phénomènes constants de la maladie ? C'est ce que tendraient à confirmer deux cas de péritonite que j'ai traités récemment avec succès par la même médication.

OBSERVATION 2me.

Une femme de la campagne , âgée de 42 ans , d'une faible constitution , après plusieurs jours de malaise , d'inappétence , de brisement des membres, de diarrhée , fut prise , le 8 novembre 1834 , d'un violent frisson , à la suite duquel , les symptômes acquirent une plus grande intensité et l'obligèrent à garder le lit. Le onze novembre , je fus appelé auprès d'elle. Elle présentait les signes de la fièvre typhoïde la plus grave ; il y avait de la stupeur , de la somnolence, de l'incohérence dans les idées, du délire la nuit , des selles involontaires , du ballonnement et une sensibilité exquise du ventre. Une forte application de sangsues fut faite sur l'abdomen.

Le lendemain les accidents du côté de la tête et du ventre avaient subi une amélioration extraordinaire ; mais il y avait de la toux et des crachats rouillés et visqueux, douleur vive et pongitive sous le sein droit, et tous les signes stétoscopiques d'une pleuropneumonie à droite. La faiblesse du sujet contr'indiquant l'emploi d'une saignée générale , des nombreuses sangsues furent appliquées sur le point douloureux ce jour là, et le lendemain un vésicatoire sur le côté affecté suivit les émissions sanguines. L'inflammation pectorale ne fit point de progrès, et pendant quatre jours , les symptômes abdominaux et cérébraux de la fièvre typhoïde furent à peine perceptibles.

Le 18 novembre , à la suite d'une diaphorèse qui avait duré deux jours , la résolution de la pleuropneumonie était à peu près complète , et l'on aurait pu considérer la malade comme convalescente , si ce n'eut été un reste de diarrhée , la sécheresse de la langue , un peu de sensibilité du ventre.

La scène changea le 19 , le délire, la stupeur, la prostration , des déjections nombreuses, le balonnement du ventre reviennent avec leur intensité première ; mais rien du côté de la poitrine.

Ces symptômes empirèrent le 20 : les lèvres , les dents , les gencives devinrent fuligineuses ; il y eut des selles et des urines involontaires , et il parut des taches rosées lenticulaires nombreuses à la base du

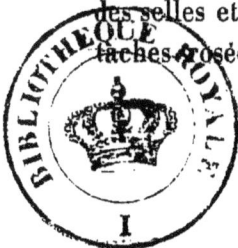

thorax, aux hypocondres et à la région ombilicale.
Le 22, il y eut un commencement d'escarre au
sacrum.

Le 23, la malade était *in extremis*. Après un
délire violent, et des efforts pour sortir de son lit,
prostration extrême; coma, pouls petit déprimé (cin-
quante pulsations par minute), syncope au moindre mouvement; déglutition difficile; selles involontaires, météorisme, sueur froide et visqueuse;
langue sèche, brune et racornie, tremblement,
soubresauts des tendons.

C'est dans cet état qu'était la malade, lorsque,
encouragé par le succès que j'avais déjà retiré de
l'onguent mercuriel, je prescrivis ce médicament
à employer toutes les trois heures, en frictions sur
le ventre, à la dose de deux gros chaque fois; après
la cinquième friction, il survint une amélioration
sensible; l'expression de la face était meilleure; l'as-
soupissement moins profond et moins prolongé; la
langue moins sèche; la déglutition plus facile; le
ventre plus souple et beaucoup moins tendu; les
selles volontaires; le délire moins complet.

On continua cette médication le 24 et le 25;
l'amélioration fut croissante; et dès le 27, je pus
réduire les frictions mercurielles à deux par jour;
la nuit avait été paisible, il y avait eu du sommeil,
la diarrhée était arrêtée, la langue humide; il ne
restait qu'une débilitation extrême, une maigreur
squelettique, et les douleurs que suscitaient les

escarres du sacrum. La surface du vésicatoire de la poitrine , qui était restée pendant quelque temps grisâtre et sèche, avait rougi et suppurait ; je permis ce jour là quelques bouillons.

Le 29, la convalescence était assurée ; je cessai l'onguent mercuriel qui, je dois le faire remarquer, n'avait pas déterminé la moindre salivation, quoique six onces et deux gros du remède aient été consommés.

OBSERVATION 3me.

J'ai retiré les mêmes résultats avantageux des frictions mercurielles dans ce troisième cas, dont je dois me borner à indiquer les principales circonstances , parce que je n'ai pu voir le malade tous les jours. Vers la fin du mois d'octobre 1834, je fus appelé à la campagne, auprès d'un garçon de quatorze ans, atteint de fièvre typhoïde parvenue à sa dernière période : prostration, stupeur, délire , encroûtement fuligineux des lèvres et de la langue ; météorisme considérable, sortie involontaire des déjections alvines ; petitesse , mollesse et fréquence du pouls ; taches violacées nombreuses sur le ventre et les cuisses ; tels étaient les symptômes qu'il présentait. Le traitement rationnel avait été inutilement tenté ; quatre onces d'onguent mercuriel furent employées en frictions sur le ventre , et une guérison complète et rapide suivit cette médication.

OBSERVATION 4me.

R., âgée de onze ans, n'ayant jamais eu de maladies sérieuses, et douée d'une forte constitution, se
plaint pendant quelques jours, de lassitudes, de
malaise, de pesanteur de tête, de dégoût; elle est
triste, inquiète ; elle a des envies de vomir, elle vomit
même quelquefois, elle a de la diarrhée, et tous les
soirs, elle éprouve un mouvement fébrile. Le septième
jour de l'apparition de ces symptômes, je vois la
malade, c'était le 29 avril 1835 ; je la trouve dans
l'état suivant, altération de la physionomie, air d'étonnement ; céphalalgie sus-orbitaire très intense ; les
yeux sont très sensibles à l'action de la lumière ;
les paupières se contractent avec force, lorsqu'on
cherche à les écarter pour observer les pupilles qui
me paraissent être dans leur état naturel. La face
offre des alternatives de rougeur et de pâleur, quelques légers mouvements convulsifs agitent de temps
en temps les lèvres; soif vive ; quelques envies de
vomir; bouche sèche ; langue rouge; somnolence ;
réponses lentes et quelquefois brusques, mais rarement justes ; cris plaintifs ; respiration accélérée ;
râle sibilant; le pouls est fréquent; la peau est
chaude et sèche; l'abdomen est manifestement tendu;
les régions épigastrique et ombilicale sont sensibles
à la pression ; diarrhée peu abondante ; urines rares;
le soir ces phénomènes augmentent et constituent

jusqu'au matin, un paroxisme intense, pendant lequel
le délire est à peu près continuel. (Sangsues à l'épigastre et aux apophyses mastoïdes ; cataplasmes sur
le ventre, boissons émollientes).

Le 30 avril, le 1er et le 2 mai, cet état n'augmente pas d'une manière sensible.

Le 3, dans la nuit, la malade a éprouvé un paroxisme très violent, elle n'a pas cessé de délirer ; prostration des forces ; stupeur ; décubitus sur le dos ;
pupilles dilatées ; coma ; soubresauts des tendons; deux
fois, il y a des mouvements convulsifs dans les membres du côté gauche. Le pouls est petit, très fréquent,
la langue sèche et brune; les lèvres, les gencives et les
dents sont recouvertes de fuliginosités ; l'abdomen est
météorisé, et lorsqu'on le comprime, la malade se
plaint. Diarrhée, selles et urines involontaires. Je n'observe pas d'éruption typhoïde. (A huit heures du matin, première friction mercurielle qu'on répète toutes
les trois heures., à la dose de deux gros pour chaque fois).

Le 4, le matin, même état que la veille ; mais vers
le milieu du jour, j'observe une rémission bien notable des symptômes ; les réponses commencent à être
justes ; le pouls offre une moindre fréquence; l'expression de la face devient meilleure. Il n'existe plus de
soubresauts des tendons. (Continuation des frictions).

Le 5, le redoublement de la nuit a été à peine sensible ; il n'y a eu qu'un peu de délire, pendant trois
fois. Une amélioration des plus remarquables s'est

déclarée, la face ne conserve qu'une légère empreinte
de stupeur. Les pupilles sont à l'état normal; réponses lentes, mais toujours justes. La malade peut se
coucher sur le côté ; la langue est humide ; le pouls
presque naturel ; l'abdomen est affaissé et nullement
sensible ; la diarrhée a cessé, enfin il n'existe plus
de symptômes graves. (Continuation des frictions,
en les réduisant à deux par jour).

Le 6, l'amélioration survenue depuis deux jours
a fait des progrès rapides et non interrompus ; dès-
lors, elle ne se dément plus, jusqu'à l'entière guérison. Aucun signe de ptyalisme ne s'est manifesté.

OBSERVATION 5me.

Dans le mois de décembre 1835, je donnai des
soins à un homme de 36 ans, qui s'étant livré pendant plusieurs jours aux fatigues de la chasse, fut
pris d'un violent frisson à la suite duquel se décla-
rèrent successivement les symptômes les plus évidents
de la fièvre typhoïde; le délire fut presque continuel;
il survint de plus un érysipèle à la jambe droite,
qui se termina par deux petits abcès. Au dixième jour
de la maladie, les symptômes annonçant une plus
grande gravité, j'eus recours aux frictions mercurielles ; deux onces d'onguent mercuriel étaient employées chaque jour; dès le quatrième jour de l'emploi de cette médication, les signes de la dothiénen-

térie s'éffacent, et au sixième, la convalescence était bien manifestement établie. Alors, je fais cesser les frictions. Le lendemain apparaît une pleuropneumonie du côté gauche, contre la gravité et la marche rapide de laquelle tout traitement échoua. Pendant le cours de cette phlegmasie pulmonaire qui se termina, au bout de cinq jours, d'une manière funeste, je n'observai aucuns symptômes de fièvre typhoïde; il me fut impossible d'obtenir la nécropsie. J'ai cru devoir me dispenser d'offrir ici tous les détails que je possède sur ce fait, parce que, quoique bien concluant à mon sens, il pourrait ne pas être interprété par d'autres, de la même manière.

Mon ami, M. le docteur Griolet de Sommières, à qui j'avais fait part des résultats que je devais à l'emploi des frictions mercurielles, m'a communiqué les deux observations suivantes.

OBSERVATION 1re.

Un enfant de quatre ans, sexe mâle, d'une forte constitution, n'ayant jamais été malade, éprouva pendant quelques jours du malaise, il perdit l'appétit, devint triste; dans la nuit du 15 au 16 février 1836, il eut un mouvement fébrile intense. Dans la matinée du 16, je le trouvai dans l'état suivant : peau chaude, sèche; pouls plein, fort et fréquent;

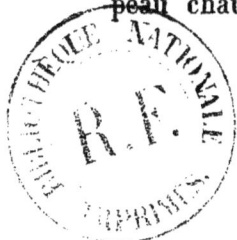

2

oupissement ; langue blanche à la base,
nte ; abdomen tendu et sensible à la

ex

, mêmes symptômes ; constipation ,
t rouges ; exacerbation intense , avec
s soirs , se prolongeant jusqu'à trois
n. (Fomentations émollientes , embro-
huile camphrée sur l'abdomen, lave-
ts, eau d'orge).
évérance des mêmes symptômes avec
tation. Huit frictions mercurielles
'un gros d'onguent, répétées de deux
heures, et commencées à sept heures
s la troisième friction , selles très abon-
res liquides et jaunes ; le soir , délire,
ui se termine par une sueur assez

po
da
da
pla

ch
vif
pe
ce
mi
he
dél

oration sensible ; peau moins chaude,
quent et plus souple ; abdomen beau-
du ; visage calme ; pour la première
il est alité , l'enfant demande divers
paroxime plus faible et moins long.
es huit frictions).

ce
du

iste presque plus de fièvre ; abdomen
issé ; plusieurs selles liquides avaient
a fin de la nuit ; urines abondantes,
e humide et dépouillée ; le malade
nger ; le soir, exacerbation à peine
rictions).

lie
nea
l
tiq
de
l
rat

Le 22, la convalescence est établie et elle est
mpte de tout accident.

Une fille âgée de six ans, s'étant toujours bien
'tée, quoique d'une constitution délicate, eut froid
ıs la soirée du 22 février 1836, fut agitée pen-
ıt la nuit, demanda plusieur fois à boire, et se
ignit de la tête et de l'estomac.

e 23, j'observai les symptômes suivants : peau
ude ; pouls fréquent et serré ; langue d'un rouge
à la pointe, d'un blanc piqueté à la base, et un
sèche ; abdomen sensible à la pression, souple
endant ; céphalalgie sus-orbitaire. Dans l'après-
i, exacerbation qui dura jusqu'à quatre ou cinq
res du matin, et pendant laquelle la malade
re.

e 24, aggravation de tous les symptômes ; absen-
e selles ; ventre tendu ; urines rares ; exacerbation
soir plus intense.

e 25, 26 et 27, même état. (Lavements émolts, cataplasmes sur l'abdomen, eau de riz, de pru-
ux, tels ont été les seuls moyens mis en usage).

e 28, quatre frictions d'onguent mercuriel pra-
ées sur le ventre, de deux heures en deux heures,
deux gros chaque. Mêmes symptômes.

e 29, continuation des frictions ; légère amélio-
on, selles liquides très abondantes.

Le 1er mars, continuation des frictions; amélioration très prononcée.

Le 2, peau tempérée; pouls peu fréquent; abdomen affaissé; langue humide, un peu blanchâtre. L'enfant est gaie; elle demande des aliments.

Le 3, on peut la considérer comme convalescente; on cesse les frictions.

Dans les observations qui me sont propres, il serait difficile de se méprendre sur la nature de la maladie dont elles offrent le tableau. On y trouve bien évidemment les signes les plus caractéristiques, et j'ajouterai même, les plus graves de la fièvre typhoïde. On pourrait m'objecter, qu'il s'agissait plutôt d'une inflammation de cerveau ou de ses membranes, que d'une affection spéciale du tube digestif. Serait-ce, parce qu'on y voit exprimés, à un très haut degré, les troubles fonctionnels des centres nerveux? Mais, je répondrai que la ressemblance séméiotique est souvent si frappante entre les fièvres cérébrales et la dothiénentérie, que je pourrais m'étayer de l'opinion des médecins qui assignent un siége identique à l'une et à l'autre de ces affections, pour établir, au moins, que le diagnostic qui différencie ces deux maladies est fort souvent très obscur. Tout en reconnaissant, que l'anatomie pathologique a fourni la preuve que l'altération à peu près constante des follicules intestinaux et des ganglions mésentériques, fonde les caractères anatomiques de la fièvre typhoïde, je dois ajouter, que ces lésions n'expliquent pas suffisamment tous les symptômes observés pendant la vie, et que d'ailleurs l'intensité de ces symptômes n'est pas constamment en raison de la gravité des désordres organiques. Enfin, que ce soit à une maladie de l'encéphale, ou à la fièvre typhoïde, qu'appartiennent les observations que je signale, il en résultera toujours cette conséquence qui est la plus importante : c'est que les frictions mercurielles ont procuré la guérison. Est-on en droit de prétendre, que l'emploi de cette médication et la terminaison heureuse d'affections graves sont de simples événements de coïncidence ? Quoique le nombre des faits que je rapporte ne soit pas bien considérable, une telle opinion ne me paraît pas admissible. Ces faits ne sont pas néanmoins suffisants, pour m'autoriser à donner ici, des conclusions sur le rapport qui a existé entre l'emploi des frictions mercurielles et la modification de la maladie à laquelle je les opposais, et sur les règles qui doivent présider à l'administration de ce nouveau mode de traitement. Une observation plus souvent répétée est encore nécessaire, pour fournir les bases de ce travail synthétique.

Ce n'est que dans le degré le plus défavorable de la fièvre typhoïde, pour un traitement quelconque, que j'ai employé l'onguent mercuriel double. Il est probable, qu'à des degrés inférieurs, sous le rapport de la gravité, cet agent pourrait fournir une res-

source thérapeutique importante. C'est ce que tendraient à prouver les observations que je dois à
l'obligeance de M. Griolet ; une valeur de plus qu'il
faut attribuer à ces observations, c'est l'âge peu
avancé des malades qui en font le sujet.

OBSERVATIONS

D'ÉRYSIPÈLE PHLEGMONEUX.

———◦◦◦———

Les maladies qui offrent les conditions les plus favorables pour observer l'action thérapeutique du mercure, sont certainement les phlegmasies situées à l'extérieur du corps; c'est là, en effet, qu'on peut constater le mieux les relations qui existent entre l'administration du remède et les modifications de l'état pathologique; ici, point de dissidences d'opinion, point d'obscurités sur la nature du mal, le résultat de l'expérimentation est complétement appréciable, et ne saurait être nullement contesté.

De nos jours, on s'est beaucoup occupé des onctions mercurielles pratiquées sur les surfaces emflammées. C'est à mon ami, M. le docteur Serre, qu'on doit les premiers travaux sur ce nouveau mode de traitement, en faveur duquel militent de nombreux exemples de succès; l'efficacité de cette médication paraît être principalement démontrée dans les phlegmasies externes , intenses et profondes , comme le plegmon et l'érysipèle plegmoneux ; dans une des dernières séances de l'académie royale de médecine , MM. Blandin , Lisfranc et Velpeau ont confirmé cette opinion, par les résultats de leur expérience. Il me serait inutile de venir joindre ici, de nouvelles preuves , à celles que la science possède déjà sur ce sujet , si je n'avais à signaler un fait qui me paraît avoir quelque importance ; c'est celui d'un érysipèle phlegmoneux observé chez un enfant âgé seulement de quelques jours , et qui céda avec une rapidité étonnante et sans nuls accidents , à l'emploi des onctions mercurielles. Je rapporterai en même temps , deux autres observations de la même inflammation recueillies , à la vérité, sur des sujets plus âgés , mais qui , quoique n'offrant pas un résultat aussi prompt , ne témoignent pas moins , en faveur de la puissance thérapeutique de l'onguent mercuriel.

OBSERVATION 1re.

Le 23 novembre 1835 , je fus appelé pour donner des soins à un enfant mâle , âgé seulement de neuf jours , qui depuis deux jours avait tout le membre thoracique droit extrêmement tuméfié , très dur , d'un rouge foncé , et très sensible à la moindre pression ; pouls très fréquent ; peau brûlante ; pleurs

continuels; bouche sèche, difficulté et le plus souvent refus de téter ; ventre tendu, constipation,
urine rare. Je prescris deux gros d'onguent mercuriel
double, en trois frictions ; la première friction fut
pratiquée à deux heures de l'après-midi, et la troisième à six heures. Lorsque je revis le malade,
à huit heures du soir, l'inflammation avait tellement diminué, que je ne balançai pas à ordonner
pour la nuit une dose d'onguent pareille à la première. Mon étonnement fut bien grand le lendemain,
en observant que l'érysipèle phlegmoneux avait tota-
lement disparu ; tout le bras était souple, ridé et
indolent. L'enfant était calme, il tétait avec avi-
dité, il avait eu des évacuations alvines abondantes :
aucun signe de salivation ne s'est manifesté, et
cet enfant jouit depuis lors d'une excellente santé.

Il n'est pas à ma connaissance, qu'on ait encore
employé l'onguent mercuriel à hautes doses, chez
les enfants de l'âge de celui qui fait le sujet de cette
observation. Le résultat avantageux que j'ai obtenu
devrait-il modifier les précautions, l'hésitation, je
dirai même, la timidité qui président à l'emploi du
mercure chez les nouveau-nés atteints de syphilis ?

Il faudrait des faits nombreux pour décider ce point
important de médecine pratique, et je n'ai qu'un
seul fait à signaler.

OBSERVATION 2me.

Pendant la convalescence d'une pleuropneumonie,
une fille de la campagne, âgée de 25 ans et douée
d'une forte constitution, s'exposa plusieurs fois à
l'influence de l'humidité, et commit de nombreux
écarts de régime. A la suite de ces imprudences,
elle se plaignit, le 14 janvier 1836, de pesanteur
et d'engourdissement dans toute l'étendue du membre pelvien gauche : bientôt après, le membre se
tuméfia, devint chaud, dur, douloureux et très
rouge, et offrit tous les caractères d'un érysipèle
phlegmoneux intense, embrassant la totalité de ce
membre, et dont les deux foyers principaux, vé-
ritables phlegmons, occupaient l'un, la partie supé-
rieure interne de la cuisse, et la grande lèvre corres-
pondante, et l'autre, la région postérieure et moyenne
de la jambe : fièvre violente, agitation extrême portée
quelquefois jusqu'au délire, cris continuels, insomnie.
La malade se trouvant affaiblie par les nombreuses
émissions de sang qu'avait reclamées le traitement de
sa pleuropneumonie, je me bornai à faire appliquer
deux fois des sangsues, aux environs des siéges
principaux de l'inflammation. Le mal empirait ; j'eus
recours aux frictions mercurielles, trois fois par jour,
de quatre gros d'onguent chaque. Dès le lendemain,
je constate un amendement notable ; même pres-

cription. Le troisième jour, l'amélioration augmente et ne se dément plus jusqu'à l'entière résolution, qui a lieu le quatrième jour : en effet, on n'observe plus alors, qu'un empâtement plus considérable qu'ailleurs, mais indolent, aux deux parties que j'ai signalées, comme étant les points culminants de l'inflammation.

OBSERVATION 3me.

Une demoiselle âgée de 13 ans, d'une constitution grêle, fut atteinte, le 20 février 1835, d'un érysipèle phlegmoneux, qui occupait le membre pelvien gauche, depuis la partie moyenne de la cuisse jusqu'à la presque totalité du pied. L'inflammation était intense, et la tuméfaction considérable. La plus grande tension existait à la région poplitée : fièvre, douleurs aigües. Pendant deux jours, applications de nombreuses sangsues, de fomentations émollientes ; diète, boissons tempérantes. Ce traitement reste sans effet, l'inflammation persiste et se propage jusqu'à l'aine. Trois fois par jour, je fais pratiquer des frictions avec l'onguent mercuriel double, de deux gros chaque, sur toute la surface enflammée. Le lendemain, l'érysipèle phlegmoneux reste stationnaire ; mêmes doses d'onguent mercuriel. Dès le surlendemain, il diminua d'une manière très sensible, et depuis lors, il marcha rapi-

dement vers la résolution. Le cinquième jour de l'em
ploi de cette médication, la résolution est complète, et il ne reste plus qu'un peu de roideur dans
les articulations fémoro-tibiale, et tibio-tarsienne,
et un peu de contracture dans les muscles fléchis-
seurs de la jambe, contracture qui cède bientôt à
quelques onctions faites avec l'extrait de Belladone.

FIN.

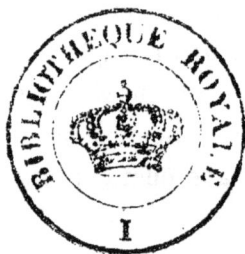